AF456497

LOI DE LA POSITION

DES

CENTRES NERVEUX

PAR

Alexis JULIEN

PROFESSEUR LIBRE D'ANATOMIE

> Il y a un rapport constant entre la position des principaux centres nerveux et celle des principaux organes sensoriels et locomoteurs.

PARIS

CHEZ L'AUTEUR

35, RUE MONGE, 35

—

1891

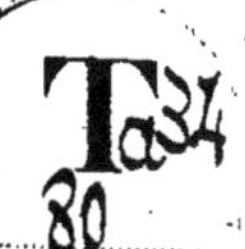

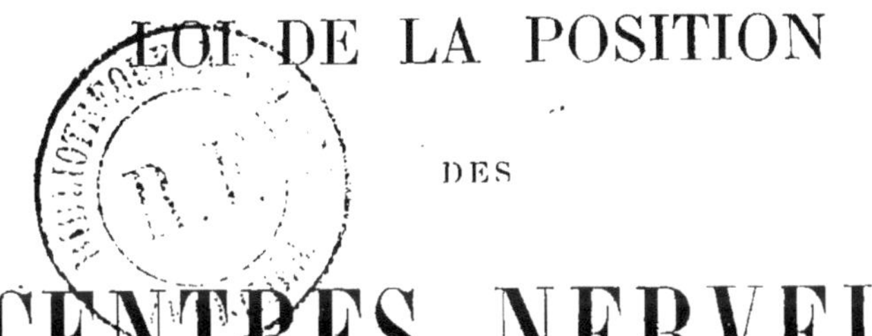

LOI DE LA POSITION

DES

CENTRES NERVEUX

PAR

Alexis JULIEN

PROFESSEUR LIBRE D'ANATOMIE

Il y a un rapport constant entre la position des principaux centres nerveux et celle des principaux organes sensoriels et locomoteurs.

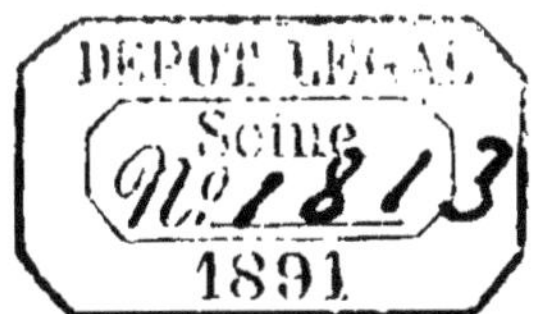

PARIS

CHEZ L'AUTEUR

35, RUE MONGE, 35

1891

LOI DE LA POSITION

DES

CENTRES NERVEUX

> Il y a un rapport constant entre la position des principaux centres nerveux et celle des principaux organes sensoriels et locomoteurs [1].

TROIS TYPES DE CENTRES NERVEUX. — Les centres nerveux sont ventraux chez les Rayonnés, dorso-ventraux chez les Annelés et les Mollusques, dorsaux chez les Vertébrés. On peut donc dire que ces centres se réduisent à TROIS TYPES BIEN DISTINCTS : *ventral*, *dorso-ventral* et *dorsal*. Mais ne serait-il pas possible de découvrir un caractère commun permettant de les embrasser tous les trois dans une même formule ?

1. Ce travail a été présenté à l'*Académie des Sciences* le 6 Avril 1891.

Énoncé de la loi. — En les comparant attentivement, j'ai été amené à trouver une loi biologique générale, que j'appellerai Loi de la position des centres nerveux et que je formulerai ainsi :

Il y a un rapport constant entre la position des principaux centres nerveux et celle des principaux organes sensoriels et locomoteurs.

Un exemple emprunté à chacun des trois types offerts par les centres nerveux me permettra de démontrer cette loi.

Rayonnés. — Le système locomoteur (système ambulacraire) des Astérides à cinq rayons est formé par un canal circulaire (canal circum-buccal) placé autour de la bouche, et donnant naissance à cinq canaux (canaux ambulacraires) situés sur la face ventrale des cinq rayons. Chacun de ces canaux porte des organes tactiles et se termine assez souvent par un organe visuel.

Le canal circum-buccal est en rapport avec un anneau nerveux (anneau circum-buccal), muni de renflements ganglionnaires, et donnant naissance à cinq troncs nerveux (troncs ambulacraires). Chacun de ces troncs, pourvu d'un renflement ganglionnaire, se termine dans l'œil placé à l'extrémité des rayons.

Les principaux centres nerveux des Rayonnés sont donc ventraux comme leurs principaux organes sensoriels et locomoteurs.

Annelés. — Chez les Annélides, les principaux organes sensoriels (visuel, auditif) sont logés sur la face dorsale de la tête : les centres nerveux de la tête (ganglions céphaliques ou cérébroïdes) sont aussi dorsaux ; ils répondent à la face dorsale du tube digestif.

Les principales masses musculaires du tronc sont, au contraire, ventrales : les centres nerveux du tronc sont également ventraux ; ils répondent à la face ventrale du tube digestif.

Les principaux centres nerveux des Annelés sont donc dorsaux comme leurs principaux organes sensoriels, et ventraux comme leurs principaux organes locomoteurs : d'où le type dorso-ventral affecté par ces centres : d'où aussi le collier œsophagien qui est mi-dorsal et mi-ventral (l'anneau circumbuccal des Rayonnés est entièrement ventral).

Mollusques. — Les principaux centres nerveux des Mollusques, qui affectent aussi le type dorso-ventral, sont également dorsaux comme leurs principaux organes sensoriels, et ventraux comme leurs principaux organes locomoteurs.

Vertébrés. — Comme ceux des Annelés et des Mollusques, les principaux organes sensoriels (olfactif, visuel, auditif) des Poissons sont placés sur la face dorsale de la tête : les centres nerveux de la tête (encéphale) sont également dorsaux.

Au niveau du segment caudal du tronc, les muscles sont à peu près également répartis sur les faces dorsale et ventrale. Mais entre la tête et la queue, c'est-à-dire au niveau du segment viscéral du tronc, les muscles dorsaux ont un rôle locomoteur beaucoup plus important que celui des muscles ventraux ; car ceux-ci servent surtout à former les parois de soutènement de la cavité viscérale. En somme, les principales masses musculaires du tronc sont dorsales : les centres nerveux du tronc (moelle épinière) sont dorsaux comme elles.

Les principaux centres nerveux des Vertébrés sont donc dorsaux comme leurs principaux organes sensoriels et locomoteurs ; ils sont placés tout entiers sur la face dorsale du tube digestif.

Résumé. — En résumé :

1° Chez les Rayonnés, les principaux centres nerveux sont ventraux comme les principaux organes sensoriels et locomoteurs.

2° Chez les Annelés et les Mollusques, les principaux centres nerveux sont dorsaux comme les principaux organes sensoriels, et ventraux comme les principaux organes locomoteurs.

3° Chez les VERTÉBRÉS, les principaux centres nerveux sont dorsaux comme les principaux organes sensoriels et locomoteurs.

CONCLUSION. — J'ai donc le droit de conclure :

Il y a un rapport constant entre la position des principaux centres nerveux et celle des principaux organes sensoriels et locomoteurs.

Cette loi, d'ordre absolument général, est vraie pour le Règne Animal tout entier : car elle s'applique aussi aux Animaux, dont les centres nerveux, disséminés ou mal concentrés, ne peuvent se rattacher à aucun des trois types bien distincts (ventral, dorso-ventral et dorsal), que j'ai pris pour exemples.

EXPLICATION PHYSIOLOGIQUE DE LA LOI ANATOMIQUE. — La caractéristique de l'Animal est constituée par la sensibilité et la motricité.

A la sensibilité correspond l'appareil indicateur, ou système cutanéo-sensoriel, qui comprend la peau et les organes sensoriels.

A la motricité correspond l'appareil locomoteur, qui comprend les systèmes squelettique (organes passifs) et ambulacraire ou musculaire (organes actifs).

Au point de vue fonctionnel, les appareils indicateur et locomoteur sont intimement liés au système nerveux qui les tient sous sa dépendance. Le système nerveux constitue, en effet, l'appareil récepteur des impressions subies par la peau et les organes sensoriels, et l'appareil excitateur des mouvements ; il sert à la régulation et à l'harmonisation de la sensibilité et de la motricité.

N'est-il pas rationnel qu'un rapport anatomique constant lie des appareils si étroitement unis au point de vue physiologique ?

Corollaire de la loi. — Contrairement à l'opinion d'Ampère et d'Étienne Geoffroy Saint-Hilaire, *le Vertébré n'est donc pas plus un Annelé retourné que l'Annelé n'est un Vertébré retourné.*

Le Vertébré est un Animal dont les principaux organes sensoriels et locomoteurs, et partant les principaux centres nerveux, sont dorsaux.

L'Annelé est un Animal dont les principaux organes sensoriels sont dorsaux, tandis que ses principaux organes locomoteurs sont ventraux : par suite, ses principaux centres nerveux sont en partie dorsaux et en partie ventraux.

12 avril 1891.

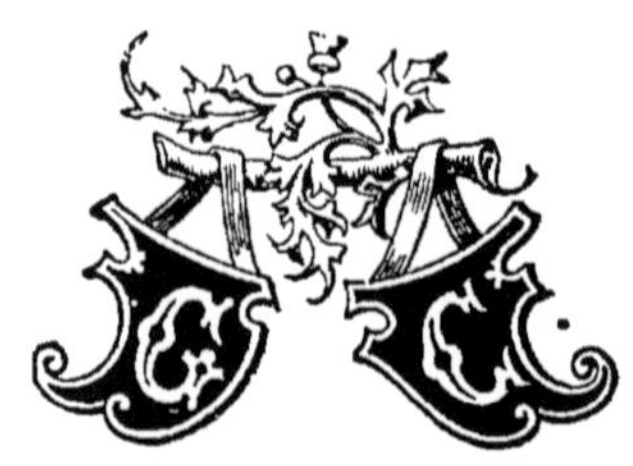

www.ingramcontent.com/pod-product-compliance
Ingram Content Group UK Ltd.
Pitfield, Milton Keynes, MK11 3LW, UK
UKHW022157260726
13993UKWH00005B/2425